Wie lässt sich Digital Health nutzbringend auf den Bereich von Pflege und Betreuung übertragen?

Andreas Nagel

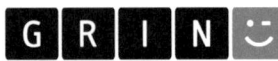

Bibliografische Information der Deutschen Nationalbibliothek:

Die Deutsche Nationalbibliothek verzeichnet diese Publikation in der Deutschen Nationalbibliografie; detaillierte bibliografische Daten sind im Internet über http://dnb.d-nb.de abrufbar.

ISBN: 9783346729385
Dieses Buch ist auch als E-Book erhältlich.

© GRIN Publishing GmbH
Nymphenburger Straße 86
80636 München

Druck und Bindung: Books on Demand GmbH, Norderstedt Germany
Gedruckt auf säurefreiem Papier aus verantwortungsvollen Quellen

Das vorliegende Werk wurde sorgfältig erarbeitet. Dennoch übernehmen Autoren und Verlag für die Richtigkeit von Angaben, Hinweisen, Links und Ratschlägen sowie eventuelle Druckfehler keine Haftung.

Das Buch bei GRIN: https://www.grin.com/document/1278138

Digital Health in praktischer Anwendung

Studiengang: Gesundheitsmanagement & Digital Health

LV / Modul: 3 / 6

Name: Andreas Nagel

Datum: 08.07.2022

Gender-Hinweis | Aus Gründen der besseren Lesbarkeit wird bei Personenbezeichnungen und personenbezogenen Hauptwörtern in dieser Hausarbeit die männliche Form verwendet. Entsprechende Begriffe gelten im Sinne der Gleichbehandlung grundsätzlich für alle Geschlechtsidentitäten.

Wie lässt sich Digital Health nutzenbringend auf den Bereich von Pflege und Betreuung übertragen?

In Anbetracht des demografischen Wandels und dem vorhandenen Pflegenotstand wird in dieser Hausarbeit eine Pflegeeinrichtung vorgestellt, welche sich auf dem Weg der *Digitalisierung* befindet.

Es ist unstrittig, dass es nicht möglich ist, mit klassischen Methoden die argen Probleme im Bereich der Pflegebranche zu lösen. So ist anzumerken, dass sich die Pflegende, Ärzte sowie die Pflegebedürftigen selbst über bestehende Missstände negativ äußern. Die Arbeitsbedingungen für das Pflegepersonal verschlechtern sich zusehends. Die Situation wird sich in naher Zukunft zudem deutlich verschärfen, da immer weniger Pflegende akquiriert werden können, Investitionen in der Pflegebranche durch das Gesundheitssystem nicht getätigt werden und die Anzahl an Pflegebedürftigen konstant ansteigt. Mit dem Einsatz von Digitalisierung können interne, analoge Prozesse digitalisiert und somit optimiert werden. Weiterhin ergeben sich für die Pflegebranche neue Technologien, welche einen Mehrwert für die Pflegenden bergen (vgl. Nast-Kolb, 2021).

In dem Pflegesektor werden seit Jahren die unterschiedlichsten Techniken in Anwendung gebracht. Pflegende erfahren durch den Einsatz dieser Hilfsmittel Entlastung im Arbeitsalltag (vgl. Rösler et al., 2018, S. 5). Als Beispiel ist zu nennen, dass durch den Einsatz mobiler Endgeräte das mobile und agile Arbeiten ermöglicht wird. Zudem werden die Beziehungen zu den Angehörigen positiv beeinflusst und der Pflegeberuf wird für junge Menschen attraktiver, da innovative Informationstechnik eingesetzt wird (vgl. Nast-Kolb, 2021).

An dieser Stelle sei auf vier technologische Entwicklungen hingewiesen, welche sich schon im praktischen Pflegealltag finden lassen:

1. Das Start-up „*binah.ai*", mit seinen Wurzeln in Israel, hat eine Software entwickelt, welche es ermöglicht, die Vitalparameter und physischen Belastungen, basierend auf der Analyse eines Videos, zu messen. Für Menschen, die im ländlichen Raum leben, hat dies zum Vorteil, dass die gesundheitliche Verfassung schnell und präzise erfasst und von einem Arzt überprüft werden kann. Dabei kann die Aufnahme des benötigten

Videos mit jedem Gerät erfolgen, welches über eine Kamera verfügt (vgl. Binah.ai, 2022).

2. Das Unternehmen „LAQA" mit Sitz in Deutschland, hat einen Trinkbecher konzipiert, welcher das individuelle Trinkverhalten einer Person überwacht. So bilanziert dieser die jeweilige Trinkmenge und übermittelt die Werte zur weiteren Analyse in das Rechenzentrum von LAQA. Anhand dieser genauen Informationen, kann in Pflegeeinrichtungen darauf geachtet werden, dass ältere Menschen, die ein unzureichendes Trinkverhalten aufweisen, zu einer erhöhten Flüssigkeitsaufnahme motiviert werden. Weiter ist es möglich, dass die gesammelten Informationen - mit vorherigem Einverständnis des Pflegebedürftigen - von den behandelnden Ärzten oder den Angehörigen eingesehen werden dürfen. LAQA bietet demzufolge eine intelligente Datendienstleistung in Verbindung mit einem smarten Trinkbecher an (vgl. LAQA, 2022).

An dieser Stelle wäre auch Speiseteller mit Bilanzierungsfunktion der aufgenommenen Nahrungsmenge denkbar. Auch diese Daten könnten mit Hilfe einer eingebauten Waage im Tellerboden in einem Informationszentrum gesammelt, gespeichert, analysiert und zur Weiterverarbeitung verwendet werden. Pflegende hätten somit die Möglichkeit, bei monatlichen Arztvisiten die Daten auf einem I-Pad abzurufen und vorzulegen. Weiterhin würde die handschriftliche Dokumentation der Nahrungsaufnahme wegfallen und zeitliche Ressource schaffen.

3. „Lindera" ist ein deutsches Unternehmen mit dem Hauptsitz in Berlin. Es hat die Lindera Sturz-App entwickelt. Die App wird eingesetzt, um das individuelle Sturzrisiko zu verringern oder den Sturz in Gänze zu verhindern. Somit sollen Folgenschäden bedingt durch den Sturz vermieden werden. Weiterhin soll sie den Erhalt der Mobilität im hohen Alter sichern. Die Lindera Sturz-App ist ein Medizinprodukt nach CE-Vorgaben und die App kann somit an gängige Dokumentationssysteme unterschiedlichster Anbieter angeschlossen werden. Die Anwendung der Mobilitätsanalyse soll weiterhin dazu beitragen, dass Pflegende im Berufsalltag entlastet werden (vgl. Lindera, 2022).

4. Der Einsatz von sozialen humanoiden Robotern wird in machen Pflegeeinrichtungen bereits umgesetzt. Insbesondere im japanischen Raum sind diese Roboter gängige Praxis, aber auch in Krankenhäusern können diese Roboter eingesetzt werden. Als Beispiel hier sei „Pepper" aufgeführt. Er ist 1,20 Meter groß, wiegt circa 40 Kilogramm und soll zukünftig in der Pflege seinen Einsatz finden und die Pflegende unterstützen. Pepper kann sich Gesichter merken beziehungsweise wiedererkennen, er spricht

verschiedene Sprachen, kann Bewegungsübungen zeigen und Pflegebedürftige an die Medikamenteneinnahme erinnern. Ziel des Einsatzes dieser Roboter ist es, dass Pflegende mehr Raum erhalten, um sich der individuellen Betreuung einzelner Pflegebedürftiger annehmen zu können (vgl. ProVita, 2022).

Festzuhalten bleibt, dass allgegenwertig Apps, Programme und auch Roboter eingesetzt werden, um zeitaufwendige Aufgaben in der Pflegepraxis abzudecken. Dies wirkt sich positiv auf die psychische und physische Verfassung der Pflegenden aus. Zudem trägt die eingesetzte Technologie dazu bei, die Lebensqualität der Pflegebedürftigen signifikant zu erhöhen (vgl. Schuhmann et al., 2022).

In Zukunft werden technologische Weiterentwicklungen dazu beitragen, die praktische Pflege zu optimieren. Bis diese technologischen Entwicklungen in der Pflege ubiquitär implementiert werden können, gilt es jedoch noch einige Hürden zu überstehen (vgl. Schuhmann et al., 2022). Beispielsweise fehlt in einigen Pflegeeinrichtungen ein durchgängiges W-Lan, zudem muss ein Informationsmanagement für die Hardware in die vorhandenen Prozesse implementiert werden. Auch die Fort- und Weiterbildung in Bezug auf die digitalen Erneuerungen für das Pflegepersonal muss entsprechend angepasst werden. Anzumerken bleibt weiterhin, dass in den Curricula für die Ausbildung zum Pflegefachmann/zur Pflegefachfrau keine Themen bezüglich der Digitalisierung im Pflege- und Gesundheitsbereich berücksichtig werden (vgl. Hensel, 2021). Unter Berücksichtigung des Pflegeberufereformgesetz nach § 53 PflBG erschließt sich jedoch die Möglichkeit, die Digitalisierung in die Rahmenlehrpläne bundeseinheitlich zu implementieren (vgl. DPR, 2019). Weiter ist es notwendig, dass die eingesetzten Roboter, Geräte und Programme von den jeweiligen Behörden zugelassen sind. Dabei ist es von entscheidender Bedeutung, dass die benötigte Infrastruktur vorhanden ist, interne Betriebsabläufe an die neuen Technologien angepasst sind und dass die innovativen Pflegeleistungen von den Pflegekassen vollumfänglich abgedeckt werden, um die Wirtschaftlichkeit für die Pflegeeinrichtung zu gewährleisten (vgl. Hartvigsen et al., 2008, S. 335-336).

Um die Potenziale der Digitalisierung im Pflegebereich nutzbringend umsetzen zu können, werden bestimmte Grundvoraussetzungen benötigt, wie etwa der Ausbau der Internetinfrastruktur (vgl. AWO Bundesverband, 2022). Denn eine unzureichende digitale Infrastruktur kann dazu führen, dass den Pflegeeinrichtungen kein flächendeckendes W-Lan zur Verfügung steht. Dies hat zur Folge, dass technische Geräte nicht installiert und miteinander vernetzt werden können. Eine digitale Geschäftsausstattung ist für eine moderne digital ausgerichtete Pflegeeinrichtung daher unabdingbar (vgl. Schuhmann et al., 2022).

Weiterhin ist es erforderlich, dass Pflegeeinrichtungen Anschluss an die Telematik-Infrastruktur erhalten, denn diese dient der Vernetzung aller Beteiligten und ermöglicht die sektoren- und systemübergreifende sichere Speicherung, Verarbeitung sowie den Austausch der gesundheitsbezogenen Informationen im Gesundheitswesen (vgl. CGM, 2022). Es handelt sich dabei um ein geschlossenes Netzwerk, sodass ausschließlich autorisierte Personen und Pflegeeinrichtungen einen Zugriff erhalten. Das Netzwerk soll dazu beitragen, eine sichere Datenübermittlung von sensiblen Personendaten zu gewährleisten. Zudem sollen Unterlagen (zum Beispiel Befunde), welche derzeit noch in Papierform vorliegen, sowie die Übermittlung von Diagnosen, Berichten, Auswertungen oder Behandlungsergebnissen, welche gegenwertig noch über E-Mails versendet werden, langfristig durch das geschlossene Netzwerk ersetzt werden (vgl. gematik, 2021).

Es ist zu konstatieren, dass eine Vielzahl von technologischen Neuentwicklungen jedoch nicht im Bereich der Pflegebranche selbst entwickelt wird. Demzufolge sind neue Technologien für diesen Sektor zunächst kaum nutzbar. Um diesem Missstand entgegenzuwirken und die Entwicklung der technischen Geräte für den Pflegesektor zu forcieren, werden interdisziplinäre Teams zusammengestellt, welche über praktische Pflegeerfahrungen verfügen und ein digitales Verständnis aufweisen (vgl. Schuhmann et al., 2022).

An dieser Stelle ist kritisch anzumerken, dass manche Pflegeeinrichtungen, die sich dazu entscheiden, die Digitalisierung in ihrem Unternehmen umzusetzen, den Arbeitsumfang kaum abschätzen können. Des Weiteren können sich Pflegende von der Implementierung der neuen digitalen Prozesse überfordert fühlen. Es können auch Ängste entstehen, den neuen Arbeitsbedingungen nicht gerecht werden zu können. Daraus können sich wiederum psychische Probleme ergeben, welche die Pflegenden in ihrer eigentlichen Arbeit blockieren. Diese Phase der Umsetzung der Digitalisierung bedingt somit zeitliche Ressourcen, ausreichend Mitarbeiter sowie einen ergebnisorientierten Maßnahmenplan. Zudem muss dem Personal verdeutlicht werden, weshalb diese prozessuale Veränderung eingeleitet werden muss, um die Mitarbeiter an die neuen technologischen Möglichkeiten anpassen zu können. Eine Schulung kann ein gutes Mittel sein, um die Mitarbeiter und die Führungskräfte auf die neuen Herausforderungen vorzubereiten (vgl. Schuhmann et al., 2022).

Das Unternehmen „*Pulsnetz*" bietet auf seiner Homepage viele interessante Schulungsmöglichkeiten an und steht auch beratend zur Verfügung (vgl. Pulsnetz, 2022). Diese vielfältigen Angebote können dazu beitragen, dass die Wirkungsfähigkeit der Digitalisierung vollumfänglich ausgeschöpft werden kann (vgl. Schuhmann et al., 2022).

Eine Pflegeeinrichtung, welche die Digitalisierung umsetzen möchte, muss sich bewusst sein, dass dieses Vorhaben sehr kostenintensiv ist, da technologische Neuentwicklungen in der Anschaffung sehr kostspielig sind. Es besteht jedoch die Möglichkeit, Fördergelder für die Implementierung solcher Technologie zu beantragen. An dieser Stelle sei jedoch darauf hingewiesen, dass die Beantragung von möglicher staatlicher finanzieller Unterstützung mit Hürden verbunden ist.

Es ist unumgänglich, dass der Staat solche Hürden für Förderungsprogramme herabsetzt, um somit die Umsetzung der Digitalisierung in Pflegeeinrichtungen voranzutreiben. Da sich die Entwickler der enormen Kosten bewusst sind, gibt es Anbieter von technologischen Innovationen, die mittlerweile nicht ihre Produkte, sondern ausschließlich ihrer Dienstleistungen zum Kauf anbieten. Dabei wird die Funktionalität der technologischen Erneuerung durch Wartungsarbeiten seitens des Anbieters garantiert (vgl. Schuhmann et al., 2022).

Laut der Europäischen Datenschutzverordnung zählen gesundheitsbezogene Daten zu den besonderen personenbezogenen Daten. Diese Daten müssen vor Missbrauch Dritter besonders geschützt werden. So ist es grundsätzlich untersagt, die Daten zu verarbeiten. Nur nach Einwilligung des Pflegebedürftigen oder in gesetzlichen Ausnahmefällen ist eine entsprechende Verarbeitung zulässig. Wird die elektronische Gesundheitsakte genutzt, und in Folge dessen gesundheitsbezogene Daten gesammelt, gespeichert, verarbeitet und ausgetauscht, muss gewährleisten sein, dass die Pflegebedürftigen nicht zu „gläsernen Menschen" werden. Der sensible Umgang mit personenbezogenen Daten wird darüber entscheiden, wie Pflegende digitale Lösungen in ihren Berufsalltag und die Pflegebedürftigen in ihr Leben integrieren werden (vgl. Dinkelbach, 2022).

Die Pflegebedürftigen verwalten die elektronische Gesundheitsakte entweder über eine App oder über die Internetseite der jeweiligen Gesundheitskasse. Diese Personengruppe entscheidet autonom, welcher Arzt Zugriff auf die digitale Akte erhält und welcher Leistungserbringer welche Informationen einsehen darf. Somit bleiben die Pflegebedürftigen Souveräne ihrer personenbezogenen Gesundheitsdaten. So bleibt weiterhin anzumerken, dass die Pflege- und Krankenversicherungen keinerlei Zugriffs- oder Leserechte bezüglich der Gesundheitsdaten haben (vgl. DMRZ, 2022).

Es gibt zwei weitere Funktionen der Telematik-Infrastruktur, welche in der Pflege- und Gesundheitsbranche zukünftig verstärkt genutzt werden: der elektronische Medikationsplan sowie das Notfallmanagement. Auf der elektronischen Krankenversicherten- karte werden diese beiden Funktionen auf dem vorhandenen Chip gespeichert. Alle wichtigen patientenbezogenen Gesundheitsdaten sind im Notfall sofort verfügbar. Wenn nun ein älterer Pflegebedürftiger die Einrichtung verlässt und unterwegs beispielsweise Kreislaufprobleme bekommt, kann der gerufene Sanitäter mit Hilfe der Versichertenkarte, auch ohne Internetverbindung, die Daten abrufen und zum Beispiel eruieren, welche Medikamente der Pflegebedürftige einnimmt, welche Vorerkrankungen vorliegen oder auch in welcher Einrichtung er lebt. Wichtig an dieser Stelle ist es, dass im Vorfeld alle wichtigen Gesundheitsdaten in das System eingepflegt wurden und fortlaufend aktualisiert werden (vgl. DMRZ, 2022).

Dies wiederum setzt voraus, dass die Pflegeeinrichtungen ihren Pflegenden die Möglichkeit der Fort- und Weiterbildungen im Bereich der Digitalisierung anbieten. Denn nur so kann gewährleistet werden, dass das Pflegepersonal über das benötigte Wissen verfügt, um mit den unterschiedlichen Funktionen umgehen zu können. Hier könnte ein Trainer für Informationstechnik eingesetzt werden, welcher die Pflegenden auf dem Weg aus der analogen hin zur digitalen Pflege begleitet (vgl. DPR, 2019).

Ferner regelt das Digitale Versorgungs- und Pflegemodernisierungsgesetz, dass Ärzte auf elektronischem Weg die Kranken- und Intensivpflege im stationären und ambulanten Bereich verordnen sollen. Die Umsetzung und Anwendung der elektronischen Verordnung ist verpflichtend. Auch Medizinprodukte, welche verordnungsfähig sind, sowie Verbandsmaterialien und Sondennahrung werden von der elektronischen Verordnung einbegriffen (vgl. DMRZ, 2022). Anzumerken ist, dass das elektronische Rezept seit dem 1. Dezember 2021 in allen 16 Bundesländern getestet wird. Ab dem 1. September

2022 ist es für Apotheken verpflichtend, bundesweit elektronische Rezepte anzunehmen und mit den Krankenkassen abzurechnen (vgl. BMG, 2022).

Des Weiteren gibt es die Digitale-Pflegeanwendung, welche den Arzt befähigt, Pflegeanwendungen elektronisch über eine interne, digitale Infrastruktur zu verordnen, auf welche dann der Pflegebedürftige oder das Pflegepersonal Zugriff hat. Durch Abrufen der Verordnung wird somit die Möglichkeit geschaffen, entsprechende Maßnahmen nahtlos einleiten zu können und den entsprechenden Therapieverlauf selbst zu dokumentieren, auf welchen der Arzt wiederum Zugriff hat. Auf diesem Wege kann, ohne das ständige persönliche Erscheinen bei einem Arzt, eine kontinuierliche Überwachung des Therapieerfolges sichergestellt beziehungsweise können Interventionen individuell angepasst werden. Das Ziel ist es dabei immer, den eigenen Gesundheitszustand mit Hilfe von Übungen zu festigen oder im besten Fall zu verbessern. Weiterhin ist es möglich, Menschen mit einer demenziellen Erkrankung personalisierte und individuelle Gedächtnisspiele anzubieten. Die professionellen Pflegeeinrichtungen sollen durch die digitale Pflegeanwendung jedoch nicht ersetzt werden, diese soll ausschließlich die Pflegearbeit unterstützend begleiten (vgl. DMRZ, 2022).

Gerade im Bereich der Pflege gibt es hinsichtlich der Anwendungen von künstlicher Intelligenz, Pflegerobotern und digitaler Technologien großes Potenzial. Es gilt aber auch einige ethische Fragen zu berücksichtigen (vgl. Deutsches Ärzteblatt, 2020). So ist die Pflegebranche geplagt von erschöpften Pflegenden, da die personelle Ausstattung in den Pflegeeinrichtungen oft zu gering ist. Hier könnte die Digitalisierung Abhilfe schaffen. Weiterhin bleibt anzumerken, dass bei circa 98.000 pflegebedürftigen Menschen der ordnungsgemäße Umgang mit der verordneten Medikation nicht gegeben ist. Solch ein fehlerhafter Umgang seitens der Pflegenden kann schwerwiegende Folgen für die Pflegebedürftigen bedeuten (vgl. BIVA, 2016). An dieser Stelle könnten Roboter das Einsortieren der Medikamente übernehmen und somit die Pflegenden unterstützen. Die daraus gewonnen zeitlichen Ressourcen könnten genutzt werden, um die Pflegebedürften mehr persönliche Interaktion anzubieten. Zudem muss im Fokus stehen, dass der Pflegebedürftige in seiner Würde und Freiheit durch die digitale Pflege nicht eingeschränkt werden darf (vgl. Deutsches Ärzteblatt, 2020).

Andreas Kruse, der Direktor des Instituts für Gerontologie der Universität Heidelberg, geht davon aus, dass die ethischen und fachlichen Standards durch die Digitalisierung in der Pflege gefördert werden. Es geht nicht darum, dass technologische

Erneuerungen die Aufgaben der Pflege substituieren. Es sei hingegen wichtig, Digitalisierung und Pflege in Verbindung miteinander zu betrachten. Im Vordergrund steht immer das Wohl des Pflegebedürftigen. Ferner ist es unerlässlich, dass Entscheidungen frei und ohne Beeinflussung Dritter getätigt werden können. Die eigene Lebensgestaltung und -planung dürfen nicht durch andere Personen einschränkt werden. Auch die Privat- und Intimsphäre dürfen durch den Einsatz von neuen Technologien nicht verletzt werden. Die Nutzung einer neuen technologischen Entwicklung ist von Vorteil, solange sie den Pflegebedürftigen in seiner freien Entscheidung und in seinem persönlichen Handeln nicht einschränkt. Wenn die Entwicklung einer neuen Technologie so konzipiert wurde, dass der gebrechlichste und verletzbarste Mensch von den Anwendungen profitiert, dann ist von einer hohen Wertigkeit der technologischen Neuerung auszugehen (vgl. Deutsches Ärzteblatt, 2020).

Die Digitalisierung ist für alle Stakeholder von Vorteil. Die Angehörigen erhalten die Möglichkeit, neue Wege der Kommunikation zu gehen. Dies bietet die Chance, immer über den Gesundheitszustand des Familienangehörigen informiert zu sein. Weiter wird ein unkomplizierter Informationsfluss geboten und die Teilhabe an der Gesundheits- und Behandlungsversorgung wird ermöglicht.

Pflegende erhalten mit Hilfe der Digitalisierung die Möglichkeit, die Pflegebedürftigen immer unter Kontrolle zu haben. Zudem lockt ein moderner Arbeitsplatz junge Pflegende an und es ergibt sich eine bessere Pflegesituation. Dies hat zur Folge, dass es weniger Stress im Berufsalltag gibt und die Zufriedenheit der Pflegenden steigt.

Für das medizinische Personal bedeutet die Umsetzung der digitalen Möglichkeiten, eine vollständige Vorkenntnis der persönlichen Krankengeschichte, schnelle medizinische Behandlung und eine einfache Handhabe bei der Änderung von Medikationsplänen, zum Beispiel wenn Medikamente kurzfristig abgesetzt oder neu angesetzt werden müssen. Auch Neuverordnungen oder Anordnung, welche vom Arzt erteilt werden, sind sofort für die Pflegenden ersichtlich und umsetzbar. Es bedarf jedoch der Zustimmung des Pflegebedürftigen, dass alle Personen auf diese Dokumentation zugreifen dürfen.

Der Pflegeheimeigentümer verschafft sich mit der frühen Umsetzung der Digitalisierung einen Vorteil gegenüber seinen Mitstreitern. So kann eine höhere Wirtschaftlichkeit erreicht werden, wenn Prozesse digitalisiert sind und folglich können höhere Investitionen in die eigentliche Pflege getätigt werden. Dabei ist es von entscheidender

Bedeutung, die vorhandenen Stärken beziehungsweise Schwachstellen der Digitalisierungsstrategie kontinuierlich zu evaluieren. Sobald erkannt wird, dass das genutzte Digitalisierungskonzept erfolgreich ist, kann dies bei einer möglichen Expansion auch in anderen Pflegeeinrichtungen implementiert werden. Dies hat zur Folge, dass zeitliche, personelle und finanzielle Ressourcen eingespart werden können (vgl. GTMHC, 2021).

Um sich der Herausforderung der Digitalisierung stellen zu können, wird vorausgesetzt, dass seitens der Geschäftsführung eine grundlegende Veränderungsbereitschaft vorliegt. Das bis dahin vorliegende Geschäftsmodell muss fundamental neu gedacht werden, um ein neues Unternehmenskonzept, welches an die neuen Bedingungen angepasst ist, zu implementieren.

Weiterhin ist es vor der Umsetzung der Digitalisierung erforderlich, die internen analogen Prozesse im Unternehmen zu standardisieren, um diese zu optimieren. Dies ermöglicht es, die Arbeitsabläufe zu optimieren sowie den Einsatz von Personal bedarfsbezogen zu planen. Zudem kann durch die Digitalisierung der Umsatz gesteigert werden und die Expansion auf die digitalen Märkte kann vorangetrieben werden (vgl. Communardo, 2022).

Auch Schmitz bestätigt in seinem Artikel, dass die neue Netzwerklogik „Kooperation anstatt Konkurrenz" besagt. Denn die gemeinsame, kooperative Zusammenarbeit legt den Grundstein für ein erfolgreiches, zukunftsorientiertes Unternehmen. Organisationen stehen einem fortlaufenden und nicht aufhaltsamen Wandel gegenüber. Diese schnelllebige Entwicklung definiert Schmitz mit dem Begriff „VUCA":

„Volatility bedeutet dynamische und radikale Prozesse des digitalen Wandels, Uncertainty - nicht vorhandene Vorhersehbarkeit in der Digitalisierung, Complexity - starke Vernetzung und Komplexität von Systemen und Ambiguity besagt, dass die Realität wenig bis kaum planbar ist" (Schmitz, 2022).

Wenn ein Unternehmen nicht bereit ist, sein vorhandenes Wissen mit anderen Stakeholdern zu teilen, kann es langfristig nicht im Sinne von „VUCA" von Schmitz erfolgreich sein (vgl. Schmitz, 2022).

Um das Gesundheits-, Pflege- und Sozialwesen miteinander verbinden zu können, ist es erforderlich, dass der Informations- und Datenaustausch ermöglicht wird. Da die Pflegeeinrichtungen jedoch mit verschiedenen elektronischen

Datenverarbeitungssystemen arbeiten, muss festgelegt werden, wie die zu unterstützenden Arbeitsprozesse gestaltet werden können. Ferner gilt es zu bestimmen, wie Informationen übermittelt werden und es bedarf einer exakten Definierung der Dateninhalte, um einen reibungslosen Austausch von Informationen und deren weiteren Verarbeitung gewährleisten zu können. Um dem Wandel im Gesundheitssystem, bedingt durch die fortschreitende Digitalisierung, gerecht zu werden, müssen alle Beteiligten in diesem Sektor (wie zum Beispiel Krankenkassen, Pflegekassen, Krankenhäuser, Ärzte, Pharmaunternehmen, Medizinprodukthersteller, Bevölkerung und Regierung) zur Veränderung auf allen Ebenen bereit sein.

Abkürzungsverzeichnis

AWO ......Arbeiterwohlfahrt

BIVA ......Bundesinteressenvertretung für alte und pflegebetroffene Menschen e. V.

CMG ......CompuGroup Medical AG

DMRZ .....Deutsches Medizinrechenzentrum GmbH

DPR ...... Deutscher Pflegerat e.v.

GTMHC...Digital Care GmbH

PflBG ......Pflegeberufegesetz

Literaturverzeichnis

Hartvigsen, G., Botsis, T., & Demiris, G. (2008): Home telecare technologies fort he elderly. 335–336, DOI: 101258/jtt.2008.007002

Rösler, U., Schmidt, K., Merda, M. & Melzer, M. (2018): Digitalisierung in der Pflege. Wie intelligente Technologien die Arbeit professionell Pflegender verändert. Berlin: Geschäftsstelle der Initiative Neue Qualität der Arbeit. Bundesanstalt für Arbeitsschutz und Arbeitsmedizin.

Internetquellen

AWO Bundesverband e.V. (Hrsg.) (2022): Digitalisierung in Gesundheit und Pflege. https://awo.org/digitalisierung-gesundheit-und-pflege, abgerufen am 29.06.2022

Bundesministerium für Gesundheit (Hrsg.) (2022): Das E-Rezept kommt! https://www.bundesgesundheitsministerium.de/e-rezept.html, abgerufen am 01.07.2022

Bundesinteressenvertretung für alte und pflegebetroffene Menschen e.V. (Hrsg.) (2016): Trotz guter Pflegekräfte oft schlechte Pflegequalität in stationären Einrichtungen https://www.biva.de/presse/trotz-guter-pflegekraefte-oft-schlechte-pflegequalitaet-in-stationaeren-einrichtungen/, abgerufen am 01.07.2022

Binah.ai (Hrsg.) (2022): KI-gestützte videobasierte Gesundheits- und Wellnessüberwachung. https://finder.startupnationcentral.org/company_page/binah-ai, abgerufen am 01.07.2022

CompuGroup Medical Deutschland AG (Hrsg.) (2022): Die Telematikinfrastruktur - Sicher ist sicher. https://www.telematikinfrastruktur.de/, abgerufen am 29.06.2022

Communardo Software GmbH (Hrsg.) (2022): Digitalisieren und optimieren Sie Ihre Prozesse. https://www.communardo.de/digitalization-of-business-processes/?msclkid=10b9c9c102be103b8ad0ab037cbc7452, abgerufen am 04.07.2022

Deutscher Pflegerat e.V. (Hrsg.) (2019): Positionspapier: Digitalisierung in der Pflege. https://deutscher-pflegerat.de/wp-content/uploads/2020/02/2019-11-08_Onlineversion_dpr_Digitalisierung_in_der_Pflege_Positionspapier.pdf, abgerufen am 29.06.2022

Deutsches Ärzteblatt (Hrsg.) (2020): Digitalisierung in der Pflege: Exklusion muss vermieden werden. https://www.aerzteblatt.de/nachrichten/109487/Digitalisierung-in-der-Pflege-Exklusion-muss-vermieden-werden, abgerufen am 01.07.2022

Dinkelbach, J., (2022): Digitalisierung in der Pflegebranche. https://pflegepioniere.de/blog/digitalisierung-in-der-pflegebranche/, abgerufen am 28.06.2022

Deutsches Medizinrechenzentrum GmbH (Hrsg.) (2022): Die Pflege wird digital. https://www.dmrz.de/wissen/ratgeber/telematikinfrastruktur-in-der-

pflege#:~:text=Die%20elektronische%20Patientenakte%20ist%20eine%20digi-
tale%20Akte%2C%20in,sondern%20es%20gibt%20eine%20ein-
zelne%20Akte%20pro%20Patient, abgerufen am 29.06.2022

Gematik GmbH (Hrsg.) (2021): Checkliste Pflegeeinrichtung. https://fachportal.gema-
tik.de/fileadmin/Fachportal/Leistungserbringer/gematik_Checkliste_Pflegeeinrich-
tung_web_210223.pdf, abgerufen am 29.06.2022

GTMHC GmbH (Hrsg.) (2021): Pflegeheim Digital. https://pflegeheim-digital.de/, abgerufen am 02.07.2022

Hensel, N. (2021): Digitale Transformation in der Pflege – Zwischen Anspruch und
Wirklichkeit. https://www.dzla.de/digitalisierung-in-der-pflege/, abgerufen am
28.06.2022

LAQA GmbH (Hrsg.) (2022): Die KI-basierte Hydration Management - Lösung für
Einrichtungen der Pflege und des Gesundheitswesens https://www.laqa.de/, abgerufen am 01.07.2022

Lindera GmbH (Hrsg.) (2022): Effektive und qualitätsgesicherte Sturzprävention für
die Pflege. https://www.lindera.de/produkte/pflege/, abgerufen am 01.07.2022

Nast-Kolb, J. (2021): Wie sich Digitalisierung in der praktischen Pflege umsetzen
lässt. https://www.cliniserve.de/blog/digitalisierung-in-der-pflege/, abgerufen am
27.06.2022

ProVita Alltagsassistenz Deutschland GmbH (Hrsg.) (2022): Einsatz von Robotern in
der Pflege. Ist das die Zukunft? Chancen und Risiken! https://www.provita-deutsch-
land.de/einsatz-von-robotern-in-der-pflege-ist-das-die-zukunft-chancen-und-risiken/,
abgerufen am 01.07.2022

Pulsnetz (Hrsg.) (2022): Begleitung und Vernetzung. https://www.pulsnetz.de/ange-
bote/,abgerufen am 01.07.2022

Schumann, S., Herrmann, D., Ommerborn, K. (2021): Digitalisierung in der Pflege:
die Pflegenden entlasten. https://www.contec.de/blog/beitrag/digitalisierung-in-der-
pflege-entlastung/, abgerufen am 29.06.2022

Schmitz, H., (2022): Kooperation statt Konkurrenz – Die Kräfte der Zusammenarbeit nutzen! https://business-elf.de/kooperation-statt-konkurrenz/, abgerufen am 04.07.2022

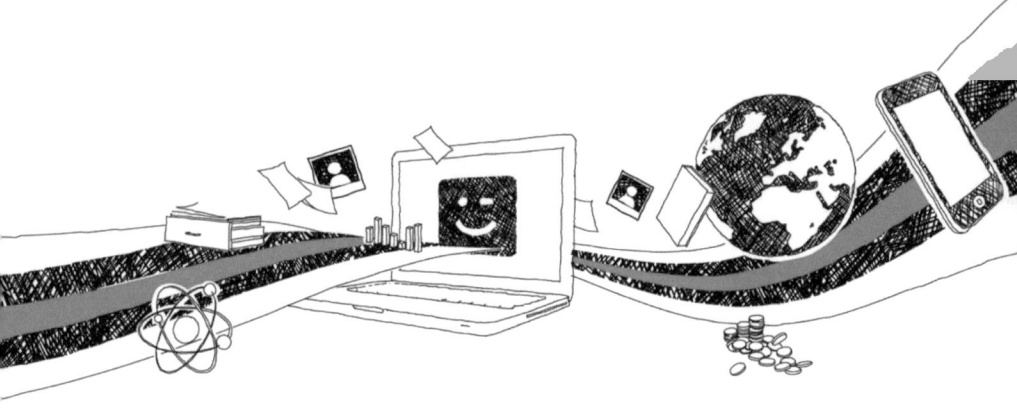
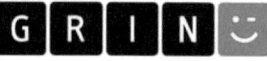